ESSAI

SUR

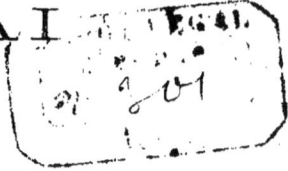

LA MÉGALOMANIE

PAR

Le Dr Élie-D.-E. NICOULAU

INTERNE DES ASILES

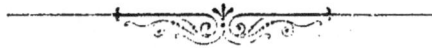

BORDEAUX

IMPRIMERIE H. MAURAN, 15, RUE FERBOS

(Bureau : rue Saint-James, 28)

1886

ESSAI

SUR

LA MÉGALOMANIE

PAR

Le Dr Élie-D.-E. NICOULAU

INTERNE DES ASILES

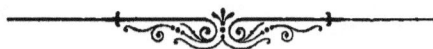

———

BORDEAUX

IMPRIMERIE H. MAURAN, 15, RUE FERBOS

(Bureau : rue Saint-James, 28)

1886

MEMORIÆ MATRIS

———

A MON PÈRE

———

A MES AMIS

AVANT-PROPOS

J'ai pris le sujet de cette œuvre inaugurale dans une branche de la médecine où je ne trouverai guère de devanciers : les Thèses de pathologie mentale se peuvent aisément compter. L'explication en serait facile, mais trop longue à donner ici. En ce qui me touche, les raisons déterminantes d'un tel choix seront appréciées, je pense, de ceux qui me liront.

Interne des Asiles depuis quatre ans bientôt, ayant conçu le projet de persévérer dans cette voie spéciale, la bienséance ne m'imposait-elle pas le devoir de mettre le premier acte de ma vie médicale en harmonie avec mes occupations futures ?.....

Une autre raison, que ne désapprouveront pas les personnes de sens pratique, est celle-ci : Placé au centre même d'un champ d'expériences assez riche et assez inculte en même temps pour m'inspirer l'envie d'y tracer mon sillon, pourquoi ne l'eussé-je pas fait ? Pourquoi serais-je allé, pareil à l'homme de la Fable, m'enquérir bien loin d'une fortune notoirement assise à ma porte ?

Et, d'ailleurs, les raisons que je viens d'exposer ne sembleraient-elles présenter qu'une valeur négative, il m'en reste une encore qui — je l'espère, du moins — pourra me concilier quelques sympathies. A peine entré dans la carrière, j'eus le bonheur d'y rencontrer trois maîtres d'un mérite réel, d'un savoir profond, d'une urbanité parfaite; ils ont bien voulu me faire profiter, tour à tour, de leur longue expérience des Asiles; et c'est avec une bienveillance qui ne s'est pas démentie un seul instant, une bonne grâce que je ne saurais assez louer, qu'ils m'ont initié aux secrets de leur art, ou guidé sûrement dans l'étude des problèmes psychiques. Pouvais-je mieux faire que de mettre à profit leurs leçons, que de prendre le fond de ce travail dans le milieu même de leur enseignement ?.....

Je désirerais donc que MM. Campan, Taguet et Donnet — mon chef de service actuel — voulussent bien se considérer en quelque sorte comme les inspirateurs de ces modestes pages, et en agréer la dédicace, faible témoignage de la reconnaissance que je leur dois.

*
* *

Venons-en plus spécialement au sujet que j'ai traité.

Parmi les nombreuses formes d'aliénation mentale qui, depuis quatre ans, ont passé sous mes yeux, la Mégalomanie m'a surtout frappé : elle m'a semblé présenter au chercheur un intérêt bien supérieur à celui des autres affections de même ordre. Ces malades se rapprochent beaucoup plus de l'homme sain qu'aucun de leurs compagnons de misère intellectuelle; les liens qui nous rattachent à eux sont encore nombreux. En dehors de la conception ambitieuse, de ce point vésanique qu'on pourrait appeler le *clou* de leur délire, ne jugent-ils pas comme nous en mainte circonstance ? Ne sont-ils pas capables de raisonnements ? La systématisation n'est-elle pas,

chez eux, une variété de syllogisme ? Ils poussent parfois jusqu'au dilemme : Hoffbauer en cite un exemple. (Voir page 19.)

Toutes ces considérations m'ayant fait regarder les mégalomaniaques comme parfaitement dignes d'une étude spéciale,
j'ai cru pouvoir tenter l'aventure.

Les pages qui suivent sont le résultat de mes observations
propres ou de mes lectures. Il m'a semblé possible d'émettre
quelques aperçus nouveaux, je me suis hâté de le faire : mes
opinions sont-elles justes ou fausses, ai-je tort ou raison, c'est
en quoi je laisse à mes juges le soin de décider.

Peut-être ai-je, en effet, entrepris un sujet trop au-dessus
de mes forces, faute d'avoir médité suffisamment le conseil du
poète latin :

> Sumite materiam vestris, qui scribitis, æquam
> Viribus........

Faible ou non, mon travail a tout au moins un mérite : la
sincérité; — il en a un autre encore : il est absolument per-
sonnel.

Je me suis aidé — je l'ai fait entendre plus haut — des livres
que nos maîtres ont publiés sur la matière; bien des œuvres
ont ainsi passé dans mes mains, depuis celles d'Hippocrate
jusqu'à la remarquable étude de M. Ach. Foville, intitulée :
Étude sur la Folie avec prédominance du délire des grandeurs.

A celle-ci surtout j'ai fait de larges emprunts; elle a été pour
moi un guide sûr en bien des cas; elle m'a permis notamment
de traiter d'une manière assez complète la partie historique de
ma Thèse. Ce qui ne m'a pas empêché de remonter aux sources
chaque fois que je l'ai pu.

J'ai consulté également avec profit le *Traité des Maladies
mentales* de M. Dagonet et la Thèse inaugurale de M. Broc.

J'indique ici ces trois ouvrages, parce qu'ils m'ont été plus particulièrement utiles ; quant aux autres noms d'auteurs, on les trouvera cités dans le courant de mon travail.

Qu'il me soit permis, en terminant, de remercier M. le professeur Morache de l'honneur qu'il a bien voulu me faire en acceptant la présidence de cette Thèse.

Que mes maîtres et professeurs veuillent agréer également l'expression de ma gratitude pour les conseils et les leçons qu'ils m'ont si libéralement donnés.

ESSAI

SUR

LA MÉGALOMANIE

HISTORIQUE DE LA QUESTION

Les manifestations orgueilleuses du délire des grandeurs semblent avoir dès la plus haute antiquité frappé l'esprit des observateurs ; cependant, personne ne paraît avoir songé dès ce moment à les considérer comme propres à une affection bien définie. Les deux seules maladies, en effet, que comporte, dans les premiers siècles, la pathologie mentale sont la manie et la mélancolie. Encore ne sont-elles pas toujours nettement différenciées l'une de l'autre : tantôt, la manie présente comme caractère prédominant une irritabilité excessive, la mélancolie supposant l'idée de tristesse ; tantôt, au contraire, une confusion déplorable se fait dans l'esprit des auteurs qui traitent de cette matière, si bien qu'on les voit ranger indifféremment dans l'une ou l'autre catégorie les maladies accessoires qu'ils rencontrent, ou même attribuer certains caractères de la manie à la mélancolie, et *vice versâ*. De sorte que nous trouvons le

délire expansif, gai, joyeux, classé par *Cœlius Aurélianus,*
commentateur de *Soranus d'Ephèse,* dans le genre *Manie :*
« Celui-ci se croit un Dieu, dit-il, se prend pour un orateur,
etc. »; — et que, d'autre part, cette observation bien connue
d'*Alexandre de Tralles,* d'après laquelle une femme observe la
plus complète immobilité, par crainte de voir s'anéantir le
monde, qu'elle supporte sur le bout de son doigt, est citée par
cet auteur à l'article *Mélancolie.*

Nous devons cependant reconnaître que, le plus souvent, on
considérait la manie comme un délire général, la mélancolie
comme un délire partiel.

Hippocrate, Arétée de Cappadoce, Galien et leurs successeurs
semblent avoir adopté surtout cette dernière manière de voir,
bien que n'étant nullement exempts, les uns ni les autres, de
la confusion que nous avons signalée plus haut.

C'est donc dans la mélancolie surtout qu'ils rangeaient les
délires avec prédominance d'idées orgueilleuses, en même
temps que les formes de lypémanie et d'hypochondrie que
certains auteurs y rangent encore de nos jours : c'est ainsi
qu'Arétée présente comme mélancoliques des gens qui se
croient changés en coqs, en chiens, en dieux, etc.

Cette manière de voir traversa l'antiquité, le moyen âge et les
siècles suivants, jusqu'aux premières années du nôtre : si bien
que l'on rencontrait dans la même classe des maladies à type
expansif, dominateur, orgueilleux, à côté de tristesses pro-
fondes, de délires hypochondriaques, de folies mystiques ou
autres; et que Sennert pouvait définir la mélancolie tantôt une
affection « *cum timore et mœstitia* », tantôt un état dans
lequel les malades « *paraissent comme accablés par la joie* ».

Sauvages, de Montpellier (XVIIIe siècle), comprit un des premiers le besoin d'une nouvelle classification des affections

mentales, et les divisa en classes et ordres. La huitième classe, celle des vésanies, contient comme troisième ordre les *deliria ;* ceux-ci se divisent à leur tour en genres, dont l'un est la *mélancolie.* Sauvages en admet plusieurs espèces : celle qui nous intéresse plus directement est la cinquième, la *melancolia moria,* qui comprend les mélancoliques heureux.

Arnold, de son côté, tentait en Angleterre une réforme analogue : il admet deux espèces d'*insanités* (selon que la lésion porte sur les sensations ou le jugement), et les divise en six variétés, dont l'une prend le nom de *folie vaniteuse* ou *d'importance personnelle.* La description qu'il en donne s'applique fort bien au délire des grandeurs.

Malgré ce que la théorie d'Arnold pouvait présenter de séduisant, elle ne fut guère adoptée, même en Angleterre, et la classification de Sauvages garda, pour ainsi dire, tout son prestige.

Chiarugi, en Italie (1793), essaya lui aussi d'une classification nouvelle; ses idées, cependant, ne présentent rien de spécialement original et semblent émaner, à peu près, de celles de Sauvages; il cherche pourtant à établir une nuance entre la mélancolie à forme triste et le délire partiel à caractère exubérant. Il donne à ce dernier le nom de *fausse mélancolie,* « *melancolia spuria* ». Il cite à ce propos l'observation ou plutôt la narration faite par Horace au livre II de ses Épîtres *(Épist. II),* touchant les faits et gestes de certain aliéné d'Argos :

.... Fuit haud ignobilis Argis
Qui se credebat miros audire tragœdos,
In vacuo lætus sessor, plausorque theatro :
Cætera qui vitæ servaret munia recto
More.....,

Vers dont on pourrait rendre le sens général en ces termes :

> .... Il était un habitant d'Argos,
> Personnage honoré, qui, de spectacle avide,
> S'allait parfois asseoir devant la scène vide ;
> Et là, pensant ouïr d'admirables acteurs,
> Heureux, leur prodiguait mille éloges flattéurs.....
> Au demeurant, c'était un homme raisonnable.....

Évidemment, ces quelques vers ne présentent pas trace du sujet qui nous occupe. Le délire des grandeurs ne s'y montre en aucune façon.

Après Chiarugi, c'est le docteur Rush, de Philadelphie (1812), qui tente un nouvel effort : « Au lieu — dit M. Foville, article » Lypémanie, *Nouveau Dictionnaire de Médecine et de Chi-* » *rurgie pratiques* — au lieu de laisser toutes les sortes de » délire partiel confondues sous le nom unique de *mélancolie,* » il proposa deux dénominations différentes, celle de *tristi-* » *manie* pour désigner le délire triste, et celle *d'aménomanie* » pour désigner le délire gai ».

Enfin, Esquirol paraît, et, comme ses devanciers, cherche à faire pénétrer un peu de clarté dans ce chaos d'opinions et d'appellations ; c'est alors qu'il invente la nouvelle expression de *monomanie.* Malheureusement, le premier effet de cette création est d'ajouter une nouvelle pierre d'achoppement aux nombreuses difficultés qui existaient déjà. Cela tient à ce que le novateur ne sait trop lui-même quelle signification précise attacher au mot qu'il vient de créer. Il est facile de s'en rendre compte en lisant l'article *Folie,* publié par lui en 1816 dans le *Dictionnaire des Sciences médicales ;* tantôt il oppose la mono-manie à la mélancolie : « Les passions des fous sont impé-

» tueuses dans la manie, la *Monomanie*..... » (p. 159); tantôt il en fait une seule et même affection : « La *monomanie* ou » la mélancolie, dont le délire est borné à un seul objet ou à un » petit nombre d'objets..... » (p. 163). Trois ans plus tard, en 1819, Esquirol semble décidé à sortir enfin de cette confusion de termes qui règne toujours ; c'est pourquoi, à l'article *Monomanie,* publié dans le même Dictionnaire, il donne la définition précise de cette expression, qu'il oppose à *lypémanie,* mot destiné à remplacer celui de mélancolie. « Nous conservons, dit-il, » le nom de monomanie au délire partiel dépendant de pas- » sions excitantes, expansives et gaies..... » Malheureusement, l'auteur lui-même est le premier à se départir de cette précision de langage, et cela quelques pages à peine après la définition qu'on vient de lire. Ses disciples ont fait de même; de sorte que finalement, monomanie a signifié non plus délire partiel à forme expansive, mais délire partiel en général, et c'est l'acception que ce terme a conservée jusqu'à nos jours.

La paralysie générale, déjà connue d'Esquirol et de ses élèves, n'était considérée par ceux-ci que comme une affection purement somatique, venant parfois compliquer telle ou telle vésanie, mais n'ayant rien de commun avec cette dernière. Bayle est le premier qui, en 1822, dans ses *Recherches sur l'arachnitis chronique,* s'applique à démontrer que les troubles de l'intelligence et ceux de la motilité suivent une marche absolument parallèle, et constituent, par le fait même, un ensemble pathologique toujours identique. Dans sa *Nouvelle doctrine des Maladies mentales,* Bayle va plus loin : il en arrive à affirmer, ou à peu près, que le délire des grandeurs est le signe pathognomonique de la paralysie générale progressive; qu'on doit toujours le rencontrer dans cette affection, et dans celle-là seulement.

Des opinions aussi absolues ne pouvaient manquer d'amener de la part des disciples d'Esquirol une violente réaction.

Georget fut celui qui attaqua le plus vivement les idées de Bayle. Il s'attacha à démontrer qu'il y a, suivant ses propres expressions, « des monomanies ambitieuses sans paralysies, et des paralysies sans monomanie ambitieuse... » Calmeil le suivit dans cette voie, et bien d'autres après lui ; leurs recherches ont plus spécialement porté sur la seconde partie de la proposition de Georget. Nous citerons, sans nous y arrêter, les noms des principaux d'entre eux, afin de ne pas sortir de notre sujet ; ce sont MM. Parchappe, Brierre de Boismont, Trélat, Lasègue, Linas, etc.

D'autres, MM. Baillarger, Delasiauve, et surtout M. Jules Falret, se sont efforcés d'établir des signes certains de diagnostic différentiel entre la monomanie ambitieuse et la paralysie générale ; le principal, le plus important est celui-ci : « Dans la folie partielle, les idées de grandeur sont *lentement élaborées, fixes et systématisées,* tandis que dans la paralysie générale, les conceptions ambitieuses sont multiples, mobiles, non motivées et contradictoires ; elles portent, en un mot, le cachet de la démence. » (A. Foville.)

Une nouvelle affection mentale était, en quelque sorte, nettement déterminée ; de là à lui donner un nom nouveau, une place dans les classifications, il n'y avait qu'un pas : il fut vite franchi. M. Dagonet, et M. Broc après lui, crurent devoir la dénommer : *Mégalomanie,* « expression qui nous paraît devoir être adoptée », dit M. Foville, et à laquelle nous souscrivons également, parce qu'elle présente à l'esprit comme une synthèse des caractères prédominants du délire qu'elle désigne.

Quant à la place de la mégalomanie dans les classifications récentes, M. Dagonet l'identifie à la monomanie d'Esquirol et la place à côté de la monomanie religieuse, de la monomanie érotique, etc.

M. le professeur Ball la range parmi les folies vésaniques. M. A. Foville en fait une forme de la lypémanie : M. Foville admet, en effet, que la mégalomanie est presque toujours consécutive au délire lypémaniaque caractérisé par des hallucinations de l'ouïe et un délire des persécutions généralement primitif.

Nos idées diffèrent en quelques endroits de celles de ce dernier auteur, notamment au point de vue de la classification et de la marche de la mégalomanie.

Est-ce à dire que nous voudrions opposer nos opinions aux siennes, et que nous désirerions les faire prévaloir ? A Dieu ne plaise! M. le Dʳ Foville est un maître devant lequel ne peut que s'incliner un élève tel que nous.

Seulement, il nous a semblé voir quelque chose de nouveau dans ce domaine si fouillé et si retourné....., et nous l'avons dit.

Ce qui ne diminue en aucune façon les sentiments de déférence et de respect que nous professons et professerons toujours pour le savant inspecteur de nos Asiles.

De la mégalomanie.

Synonymie. — *Monomanie des grandeurs.* — *Ambitieuse* (Esquirol). — *Manie systématisée* (Morel). — *Aliénation partielle expansive.* — *Oligomanie* (Falret). — *Aménomanie* (Rush), etc.

La mégalomanie, niée par quelques auteurs, Marcé, par exemple, acceptée par le plus grand nombre, a été presque toujours regardée par ceux-ci comme une forme d'aliénation mentale plutôt secondaire que principale. On a vu en elle une variété soit de monomanie, soit de lypémanie, presque jamais une entité morbide proprement dite. Cette manière de voir serait plutôt la nôtre : la mégalomanie ne présente-t-elle pas, en effet, des caractères bien déterminés, toujours les mêmes, constitués essentiellement par un sentiment d'orgueil, exagéré jusqu'à l'absurde, il est vrai, mais si lucide, si nettement systématisé, que l'examen de semblables malades appellerait l'admiration s'il ne provoquait la pitié ?

En quoi ressemble-t-elle à la lypémanie, qui, par son étymologie (λύπη tristesse, μανία délire) aussi bien que par le sens qu'y attachait Esquirol, indique une affection à prédominance d'idées tristes ?

Ce qui a probablement porté M. le Dr Foville à ranger cette affection dans la classe des lypémanies, c'est la fréquence du délire des persécutions dans la mégalomanie. Ce qui nous a conduit, nous, à une opinion divergente, sinon contraire, c'est que nous avons considéré avant tout le délire des grandeurs comme pathognomonique de l'affection, le délire des persécutions comme un phénomène accessoire, qu'il soit primitif ou consécutif. Ceci a besoin d'explications :

Si la mégalomanie est *essentielle, primitive,* on conçoit que le délire des persécutions qui vient s'ajouter au *substratum* orgueilleux ne doive être considéré que comme un épiphénomène; si, au contraire, c'est par la lypémanie que débute la mégalomanie, à mesure que la transformation se produit, ne voit-on pas disparaître cette tristesse, ce mutisme, cette dépression qui constituent l'*habitus* des lypémaniaques ? Leur extérieur défiant fait place, soit lentement, soit tout à coup, à une forme gaie, expansive, qui, par l'éclat de ses manifestations, va faire pâlir, va dissimuler les caractères qui subsistent de l'affection ancienne. Néanmoins, s'il était une forme de délire ambitieux qui dût porter le nom générique de *lypémanie,* c'est plutôt celle-ci que tout autre.

Peut-on considérer la mégalomanie comme une monomanie, au sens général du mot? Nous l'admettrions, mais à condition de ne voir dans cette appellation qu'une sorte d'étiquette — qu'on nous pardonne l'expression — sous laquelle seraient rangées un certain nombre d'affections, n'ayant entre elles qu'un point commun : concentration du délire sur un sentiment ou un groupe de sentiments nettement circonscrits. Et encore sommes-nous d'avis, avec tant d'autres (Dagonet), que ce terme de monomanie pourrait sans inconvénients — devrait même — disparaître de la langue médicale, où il devient une cause de confusion et d'embarras.

DIAGNOSTIC ET SYMPTOMATOLOGIE

En résumé, notre opinion est celle-ci : *La mégalomanie est un délire partiel systématisé, fondé sur l'exagération vaniteuse du* MOI *ou de ses attributs ;* à ce titre, elle constitue une entité morbide nettement définie par les caractères précédents.

Il n'y aura donc pas lieu de la confondre avec le délire des grandeurs, vague, incohérent, de la paralysie générale; avec le délire diffus des déments. D'ailleurs, l'incoordination des idées chez ces derniers — chez les premiers, les troubles somatiques, tels que tremblements fibrillaires de la langue et des lèvres, inégalité pupillaire, embarras de la parole; à une période plus avancée, le relâchement des sphincters — sont autant de signes qui permettront, dans la plupart des cas, d'éviter la

2

confusion. De plus, la physionomie du paralytique porte l'expression d'un bonheur niais et bête; il est d'une générosité fabuleuse; il n'attendra pas que vous lui demandiez, il vous offrira des millions et des milliards avec autant de facilité qu'une poignée de main.

Considérez, au contraire, un mégalomane : il a l'œil brillant, la joue animée, il va cambrant sa taille, faisant valoir les avantages physiques qu'il croit posséder; il se pare et s'atourne avec une coquetterie risible; ce sont des chiffons aux tons criards et disparates, des boutons brillants ou singuliers qu'il attache en n'importe quel point de son vêtement, mais surtout vers la poitrine; ce sont des décorations, des couronnes, des chapeaux extraordinaires qu'il étale avec suffisance... Approchez-vous de cet homme et lui parlez : c'est avec politesse qu'il vous répondra, surtout si vous êtes bien mis, et s'il ne se croit pas trop au-dessus de vous; vous constaterez bientôt qu'il « aime les phrases sonores, les tournures hardies, les antithèses; son style est imagé, fleuri, symbolique; quelquefois, il est laconique et impératif ». (Dagonet.) Et dans toute cette conversation, pas un mot détonnant, pas une exagération, si ce n'est, peut-être incidemment, celle de la personnalité; une lucidité parfaite d'esprit, une conscience complète des actes. Si bien que vous quitteriez ce malade persuadé de l'injustice des hommes, si, n'ayant par hasard effleuré telle ou telle idée faisant partie du cycle délirant qui lui est habituel, vous ne le voyiez soudain s'animer, étaler ses titres ou ses grades à vos yeux; il vous parlera des alliances nombreuses contractées par sa famille avec les souverains de l'Europe, de l'excellence de la race dont il descend, etc. Si vous voulez l'embarrasser par des objections, c'est avec une logique remarquable qu'il les écartera. Il systématise son délire avec une puissance de raisonnement faite pour étonner; de sorte que c'est avec justesse que Hoffbauer a pu dire des malades de cette catégorie : « Ils tirent de cette idée dominante des conclusions si logiquement, si rigoureusement déduites, que si le principe dont elles découlent était vrai, elles seraient la preuve d'une intelligence remarquable ».

Il en donne comme preuve le fait suivant : « Un jésuite » appelé Sgambari, qui se croyait cardinal et qui voulait qu'on » lui donnât le titre d'Éminence, raisonnait juste sur tout le » reste. Son provincial cherchait à le rappeler de son erreur; » Sgambari l'écouta fort tranquillement, et, quand il eut fini : — » Ou vous me croyez raisonnable, dit-il, ou vous me prenez » pour un fou. Dans la première supposition, vous me faites » injure par vos remontrances; dans la seconde, je ne sais » lequel est le plus fou, de moi, ou de vous, qui prétendez guérir » un fou par de tels raisonnements. »

Albers (de Bonn) s'exprime à peu près comme son compatriote : « Si leurs prémisses étaient fondées, dit-il en parlant » des mégalomanes, les conséquences qu'ils en déduisent » seraient à l'abri de toute contestation ». (*In* D᷍ Foville. — Prix Civrieux.)

M. Dagonet parle exactement dans le même sens, et c'est à peu près l'opinion de tous les aliénistes.

« L'orgueil est donc, comme le dit encore ce dernier auteur, le sentiment générateur de leurs idées fixes », et naturellement il entraîne après lui son compagnon obligé, l'égoïsme; mais un égoïsme féroce, un égoïsme type, à satisfaire aussi complètement que possible l'auteur des *Maximes*. Le mégalomane ne s'inquiète que de lui, ne pense qu'à lui, son *moi* seul existe. Il a un véritable culte pour lui-même.

On voit combien il diffère en cela du paralytique général. Nous croyons avoir aussi remarqué — c'est une opinion personnelle, que nous ne prétendons nullement imposer — un autre signe différentiel de leur délire : le paralytique parle volontiers d'argent, d'or, de diamants — de richesses, en un mot; le mégalomane insiste plus particulièrement sur les honneurs, les grades, les dignités, les emplois en vue, etc.

L'un et l'autre ont cependant un point commun, surtout au début de leurs affections : nous voulons parler des accès congestifs sous l'influence desquels les uns et les autres peuvent devenir si dangereux.

La paralysie générale étant la seule maladie avec laquelle puisse être confondue parfois la mégalomanie, nous ne parlerons pas des vésanies, telles que : manie, hypochondrie, délire mystique, démence, au cours desquelles peuvent se rencontrer accidentellement des idées de satisfaction ou de grandeur. Nous nous bornerons à rappeler que celles-ci ne sont alors ni fixes, ni cohérentes, ni systématisées.

Pour en terminer avec la partie purement descriptive de ce travail, nous allons parler de l'étiologie, de la terminaison et du traitement de la mégalomanie.

ÉTIOLOGIE

L'étiologie en est bien souvent difficile à déterminer. Combien de malades sont ramassés sur la voie publique, qui entrent dans les Asiles sans qu'on ait pu obtenir le moindre renseignement sur leur compte!

Les causes regardées comme les plus fréquentes sont : un caractère naturellement orgueilleux (Voir Observations nos III et IV), l'alcoolisme, les diathèses rhumatismale et goutteuse, l'hérédité [M. le Dr Broc en cite quelques cas, nous en connaissons nous-même, et il ne serait pas difficile, croyons-nous, d'en trouver bon nombre d'autres], la transformation d'une autre vésanie. (Voir Observations VIII, IX, X.)

Enfin, une des causes que nous considérons comme les plus fréquentes, un état de chose qui pousse presque fatalement à la mégalomanie, c'est *l'illégitimité des naissances*. Nous n'en citons pas moins de quatre cas personnels et un cas emprunté à l'ouvrage de M. Foville sur la mégalomanie.

TERMINAISON

La terminaison d'une maladie dépendant en général de sa marche, il semblerait naturel que nous nous occupassions de celle-ci avant celle-là. Nous n'en ferons rien cependant, nous réservant de traiter cette question un peu plus loin.

La terminaison la plus fréquente est la démence : une démence spéciale, sur le fond de laquelle subsiste encore le délire primitif, souvent altéré, mais parfaitement reconnaissable en ce qu'il est toujours identique à lui-même.

La guérison est rare, l'amélioration possible ; nous allons voir par quels moyens.

TRAITEMENT

Il n'existe pas, à proprement parler, de traitement spécial de la mégalomanie : le meilleur, applicable également à bien des vésanies, est l'isolement, le changement fréquent de lieu, quand la condition sociale du malade lui permet cette dépense — peut-être les douches froides associées au raisonnement (système

Leuret) pourraient-elles, dans quelques cas, amener une heureuse modification.

Quant à la médication interne, nous n'avons pas besoin de dire qu'elle ne donne que peu de résultats. On a essayé à peu près tous les calmants connus : bromure de potassium, chloral, opium, digitale, etc., sans qu'on puisse dire avoir obtenu avec aucun d'eux des succès bien francs.

De la marche de la mégalomanie et de ses variétés.

L'orgueil est un des plus mauvais sentiments humains, en ce sens qu'il tend toujours vers l'excès. « Quand il est sans bornes, il constitue, dit Trélat, des aliénés très malfaisants et très dangereux. Rien ne les arrête ; rien ne les intimide ; rien ne les modifie..... Il faut être médecin pour se faire une idée de ces sortes de malades, dont quelques-uns pourtant savent affecter parfois une grande réserve. » (Folie lucide, *orgueilleux.*)

Que sont ces aliénés dont parle Trélat, et dans quelle catégorie les rangerons-nous ? Sont-ils des mégalomaniaques ? Nous n'hésitons pas à répondre par l'affirmative. Leur affection n'est qu'à son début peut-être, mais elle n'en existe pas moins et tendra à se compléter. Elle peut cependant rester stationnaire, et constituer ainsi une variété de mégalomanie que nous nommerons *essentielle* ou *primitive,* et dans laquelle nous rangerons également ces faiseurs d'utopies, « ces inventeurs de mouvement perpétuel, de la quadrature du cercle, ces individus qui ont toujours un système prêt, ceux qui s'imaginent qu'avant eux la science n'était qu'un amas d'erreurs, qu'elle date de leur entrée dans le monde, les grands hommes incompris, les orateurs déclassés.....» « Du reste, ajoute M. Foville, à qui nous empruntons cette citation, tirée du *Compendium de Médecine,* ces cas ne peuvent guère prêter à l'incertitude.....» Ce sont évidemment des mégalomanes, et cependant, ils ne présentent pas, pour la plupart, la trinité symptomatique exigée par l'auteur pour constituer la mégalomanie, à savoir : hallucination de l'ouïe, délire des persécutions, idées de grandeur. Beaucoup de ces braves gens sont d'un commerce agréable, et ne déraisonnent précisément qu'au sujet de leur idée fixe, dont ils exagèrent les conséquences ou la portée.

M. Foville reconnaît d'ailleurs que dans sa phase initiale, la mégalomanie primitive peut très bien exister sans délire des persécutions, ni hallucinations : seulement, elle doit tôt ou tard se compléter ; c'est à propos de son Observation n° I, dont nous donnons ici les principaux traits, qu'il fait cette réflexion :

OBSERVATION I

X... est un *enfant naturel,* fils d'une mère morte *aliénée;* il est âgé de 22 ans. La maladie a débuté par des conceptions délirantes : il ne présente pas d'hallucinations ni de délire des persécutions. L'idée sur laquelle pivote son délire est cette conviction qu'il lui suffit de se présenter pour être élu député.....

(Cette Observation a été publiée en abrégé dans les *Mémoires de l'Académie de Médecine,* tome XXIX. La personne qui l'a résumée semble supposer que le malade présente des traces de persécution : elle a dû évidemment se tromper, puisque M. Foville, justement à propos de cette observation, fait très explicitement cette réflexion que si les deux caractères principaux font défaut, c'est que la maladie en est seulement à son début. Évidemment, c'est plutôt son texte même que nous devons croire que le résumé du rapporteur.)

Nous remarquerons en passant que X... est à la fois un fils naturel et un héréditaire.

OBSERVATION II

(Personnelle.)

La nommée B..., femme S..., âgée de 59 ans, entre le 12 juin 1883 à l'Asile des Aliénées de Bordeaux. Le délire s'est produit chez elle lentement; il roule sur sa naissance : elle est, dit-elle, issue d'une race royale; elle dispose de places, d'emplois, etc. Elle est en même temps riche à millions. Son extérieur est celui particulier aux mégalomaniaques. Elle se met des fleurs dans les cheveux, des rubans, des chiffons, etc. Elle présente en même temps une légère exaltation du sens génésique qui n'a rien de commun avec son affection mentale.

Après un an de séjour à l'Asile, elle est rendue à son mari. — Celui-ci nous déclare alors que, sans être vraiment faible d'esprit, sa femme n'a jamais joui que d'une intelligence très ordinaire. — Sa sortie date du 25 juillet 1884. Elle n'est pas rentrée depuis. A notre connaissance, Mme S... n'a jamais présenté d'hallucinations d'aucune sorte, ni aucune trace du délire de persécution.

L'Observation suivante, prise dans l'ouvrage de Renaudin, a été résumée par lui, d'après Leuret. (Traitement moral de la Folie). Elle n'a que le défaut d'être incomplète : Leuret cite justement ce malade comme étant un cas de guérison par la douche en colonne, alliée à la persuasion; nous avons lu l'Observation avec soin : Leuret n'indique aucunement que ce malade ait eu des hallucinations ou se crût persécuté. Ce qui montre bien que ce n'est pas un oubli de sa part, c'est que dans d'autres relations, il a soin de signaler ces conceptions délirantes.

OBSERVATION III

« Le fils d'un employé supérieur de la guerre, très gâté dans sa jeunesse,
» avait fini par être fort infatué de sa personne.. Au collège, il n'avait que des
» dédains affectés pour ses camarades et ne recherchait que ceux dont la nais-
» sance était au-dessus de la sienne. Ces dispositions, alliées à un caractère
» pusillanime, ne firent que se fortifier avec l'âge, et surtout à la vue des pré-
» férences dont les personnes titrées sont l'objet. Il éprouva alors le violent désir
» d'être, lui aussi, noble et qualifié. *A force d'y penser, il crut l'être.* D'abord,
» il méconnut son père ; *il se dit fils de Murat*, plus tard, *fils de Napoléon*,
» et ses prétentions changèrent de forme avec celles du gouvernement. Il
» avait fini par concevoir une telle opinion de sa personnalité, qu'il ne trouvait
» plus d'égal, et qu'il considérait ses inférieurs comme étant d'une espèce
» différente. Cette exagération avait pour conséquence une existence futile,
» inoccupée, et il se bornait à sourire dédaigneusement quand on lui faisait
» quelques observations. » (*Leuret.*)

L'Observation IV, empruntée également à Renaudin, peut à
bon droit, ainsi que le dit son auteur, être considérée comme
typique. L'orgueil semble avoir été ici la cause première de
l'affection.

OBSERVATION IV

« M. Félix, ancien receveur de l'Enregistrement, peut, à bon droit, être cité
» comme l'exemple le plus élémentaire de la monomanie ambitieuse. Toute
» son existence se coordonne d'après cette haute opinion de soi-même qui a
» été l'élément de son délire, mais c'est *sans aucune complication étrangère*
» *au type fondamental.* Au moment où j'ai pris la direction de l'Asile de Fains,
» ce malade y était depuis huit ans. Vieux célibataire, il s'était toujours con-
» centré dans une vie égoïstique ; et dans les renseignements que nous avons

» pu recueillir sur son compte, des écarts de régime habituels nous ont paru
» seuls mériter quelque attention au point de vue étiologique, surtout si on
» les rapproche de l'orgueil excessif qui a toujours fait le fond de son carac-
» tère. Il en résulte que, quel qu'ait été dans ce cas le procédé d'évolution de
» la monomanie, elle peut être considérée comme la continuation maladive
» d'un état psychophysiologique, dont elle paraît ne différer que par l'exagé-
» ration des bizarreries. Si vous entrez dans le quartier qu'il habite, vous le
» voyez se promenant toujours seul et vivant dans l'isolement le plus absolu
» au milieu de ses compagnons d'infortune ; il croirait déroger s'il leur adres-
» sait la parole. Le sentiment de la personnalité est tellement exalté chez lui,
» que personne, à ses yeux, n'a la moindre valeur, et qu'il se prétend su-
» périeur à tous.....

» .... Notre malade est tellement sûr de son fait, qu'il ne discute jamais,
» et sa confiance en son pouvoir est si grande, qu'aucune contradiction ne
» peut l'émouvoir. Il se complaît dans son orgueil, il en jouit, il s'y absorbe
» tout entier..... De quelque qualité que vous soyez revêtu, il s'attribue un
» titre plus élevé que le vôtre, et quelque haut placé que soit un fonctionnaire,
» il ne le croit jamais à son niveau ; devant un préfet, il est ministre ; la pré-
» sence d'un évêque le transforme en cardinal.....

» .... On pourrait croire que cette élévation relative décèle quelque sen-
» timent d'envie dont elle serait l'expression. Ce serait une erreur. Pourquoi
» serait-il envieux, puisque sa volonté seule suffit pour l'élever au-dessus
» de tout ? Il est la toute-puissance, tandis que l'envie est un aveu d'impuis-
» sance ! Que lui fait le mérite d'autrui, puisque le sien est toujours su-
» périeur ? Il triomphe donc toujours, et c'est à cette conviction profondément
» enracinée que nous devons attribuer ce calme que rien n'émeut, cette
» quiétude que ne vient même pas troubler la discipline intérieure de la
» maison. On s'irrite dans une lutte inégale ou dans les efforts qu'on tente
» pour atteindre un but ; mais notre monomane, moteur universel de tout ce
» qui se passe, est doué d'une force suffisante, puisqu'il n'a qu'à faire un
» signe pour terrasser ses ennemis..... » (*Renaudin.*)

[Nous nous sommes arrêté exprès sur ce mot *ennemis* pour bien faire
remarquer que Renaudin veut dire non pas ceux qu'il a, mais ceux qu'il

pourrait avoir, ceux qui oseraient être ses ennemis. En effet, « sa volonté
» seule suffit pour l'élever au-dessus de tout ».]

Ces quatre Observations nous paraissent de nature à démontrer suffisamment que nous n'avançons rien d'outré ni
d'inexact en émettant cette proposition : *La mégalomanie
est une entité morbide, qui peut se montrer à l'état essentiel.*
De plus, elle semble relativement curable ; peut-être est-ce
seulement parce qu'elle est primitive. Dagonet dit en effet :
« Lorsque la forme monomaniaque apparaît dès l'origine, on
peut considérer cette évolution comme un symptôme d'un
augure plus favorable ».

Nous venons d'étudier la forme *essentielle simple* de la
mégalomanie primitive ; elle peut se montrer aussi à l'état
complexe ; elle est même dans ce cas moins rare que la précédente, ou, pour mieux dire, la mégalomanie essentielle pure
n'est souvent que le premier état de la mégalomanie complexe.
Elle peut cependant exister indéfiniment à l'état simple. Nous
venons de le voir.

Que nous greffions donc sur ce type simple un délire des persécutions, nous obtiendrons une mégalomanie complexe à
caractères nouveaux, et dans laquelle interviendront surtout
des hallucinations de l'ouïe. Nous savons, en effet, que le professeur Lasègue a érigé en principe ce fait, généralement admis
aujourd'hui : que l'hallucination de l'ouïe est, en quelque sorte,
pathognomonique du délire des persécutions, et que celui-ci se
montre très rarement escorté d'hallucinations sensorielles
autres. L'Observation suivante nous paraît répondre assez bien
à ce genre de mégalomanie,

OBSERVATION V

(Personnelle.)

Marie Victoire est à l'Asile depuis le mois d'août 1868; son délire paraît avoir été primitif, c'est-à-dire que son affection mentale a débuté par la mégalomanie : elle disait avoir des millions, des chevaux, des voitures, de nombreux domestiques..... « Quand la malade oublie ses millions, la raison reprend son empire; alors, elle continue la conversation sans embarras, comme sans trop de lésions du bon sens. Alors, elle raconte diverses circonstances de sa vie, elle rappelle les lieux qu'elle a habités. Les dates de son mariage, de la mort de son mari sont des époques dont elle a conservé le souvenir. » (*Certificat médical.*)

Cette femme est actuellement en démence : son délire n'en subsiste pas moins; il semblerait même plus accentué : « Je suis reine de ce qui a été, est et sera ! » La section où elle est placée est son royaume, ou du moins, ce qui lui reste de son royaume. Elle y veut dominer et demande des punitions pour la religieuse quand celle-ci ne fait pas convenablement son service. Interrogée sur ses parents, elle assure que « son père devait occuper une fonction élevée... » Elle a cru reconnaître pour tel le maire de l'endroit où s'est passée son enfance. D'après les renseignements qui nous ont été fournis soit par elle-même, soit par son entourage, Marie Victoire serait persécutée et présenterait des hallucinations de l'ouïe. Rien d'extraordinaire dans sa tenue, qui tranche seulement sur celle des autres malades par une excessive propreté. *Marie Victoire est une fille naturelle.*

[Une remarque que nous avons faite est celle-ci : les malades qui tendent à la démence, ou tout au moins à la chronicité, perdent peu à peu le goût des ornements extravagants qui les distinguaient au début; mais elles se font toujours remarquer — ou presque toujours — par une grande propreté et le soin de leur tenue.]

La seconde forme de mégalomanie essentielle complexe est

celle dans laquelle, au délire des persécutions, vient s'ajouter un nouveau facteur vésanique qui semble lui être consécutif. Le plus généralement, c'est le *délire mystique* qui élève le total morbide. Dans ce cas, les hallucinations de la vue entrent en scène, les hallucinations de l'ouïe changent de nature et prennent un caractère d'obscénité tout spécial à ce délire, en même temps qu'apparaissent des troubles illusoires du côté des organes génitaux. Comment les malades passent-ils de l'une à l'autre de ces formes, de la moins à la plus complexe? Très probablement leur délire subit une progression ascendante et après avoir été généraux, dignitaires, empereurs, ils finissent par se croire les élus de Dieu et avoir des rapports directement avec lui ou par l'entremise de ses messagers; ils poussent parfois la chose jusqu'à se croire dieux eux-mêmes; nous avons ainsi connu deux apôtres et un dieu à l'Asile de Cadillac. L'Observation VI nous fournit un exemple de cette nouvelle forme de la vésanie. Nous ferons seulement remarquer que cette femme tend à la démence et que son délire ne présente plus qu'une semi-coordination.

OBSERVATION VI

(Personnelle.)

Caroline M..., âgée de 35 ans, entre à l'Asile le 18 mai 1883. *Elle est fille de père et mère inconnus.* Elle a gardé les troupeaux dans son enfance; elle possède cependant quelques traces d'instruction rudimentaire. A son entrée à l'Asile, elle est fille adoptive de Louis-Philippe et présente le luxe d'ornements cher aux mégalomanes. Plus tard, son délire a pris plus de consistance : elle est en réalité fille de Clovis et de Clotilde; elle est mariée à Rodolphe de Clairvaux, son cousin. Sa vie fut une série d'épreuves : elle a été vendue plusieurs fois, et plusieurs fois mise à mort ; mais inutilement, car Dieu, qui a des desseins sur elle, l'a faite immortelle ; le soir, il lui envoie un de ses messagers, qu'elle voit parfaitement et qui lui remet une paire d'ailes ; avec cela, elle gagne les *Iles des Bienheureux*. C'est ainsi que s'appelle le premier ciel : il y en a douze en tout, dont elle fait la description ; quel que soit le jour où on l'interroge, elle ne varie nullement dans ses dires. Aujourd'hui, les hallucinations de l'ouïe qui caractérisaient chez elle le délire des persécutions, ont pris un caractère obscène ; de plus, elle voit presque chaque nuit les religieuses de l'Établissement, ayant revêtu les attributs de la virilité, s'approcher de son lit pour la violer. Quelques curés sont mêlés à elles ; mais Caroline est toujours sortie victorieuse de ces épreuves, car Dieu la protège.

A mesure que son délire s'est accentué, Caroline a peu à peu dépouillé ses ornements et ses broderies. Elle ne se fait elle aussi remarquer que par sa grande propreté et sa bonne tenue.

OBSERVATION VII

(Personnelle.)

Une autre Observation qui a beaucoup de rapports avec la précédente serait celle de Gabrielle B..., qui se croit fille d'un médecin qu'elle a ensuite supposé comte de Larochefoucauld. Elle a présenté également du délire des persécutions et du délire mystique, accompagnés d'hallucinations de la vue et de troubles du sens génésique. Elle se prétend *fille illégitime* et dit n'avoir été reconnue qu'à l'âge de 6 ans par l'homme dont elle porte le nom. « Or, dit-elle, si j'étais bien sa fille, il n'aurait pas tant tardé ». Cette malade n'a jamais couvert ses vêtements d'ornements excentriques, mais sa mise est très propre et son délire est si bien limité, qu'il faut la connaître et avoir sa confiance pour obtenir d'elle les renseignements nécessaires au diagnostic.

Nous venons de passer en revue les variétés que présente la première forme de la mégalomanie *(forme essentielle* ou *pri-*

mitive), et nous avons constaté que : 1º la première de ces variétés, dite *essentielle pure,* présente ce caractère d'être dépourvue d'hallucinations aussi bien que de délire de persécution. Elle peut être immuable — et, dans ce cas, le malade tend d'un seul coup à la guérison ou à la démence, — ou bien n'être qu'un stade de la maladie; 2º la seconde variété, dite *essentielle complexe,* présente deux degrés : le premier constitué par le délire des persécutions avec hallucinations de l'ouïe, qui est venu s'ajouter au radical vésanique; le deuxième par l'addition, au degré précédent, du délire mystique, caractérisé par des hallucinations de la vue agréables ou obscènes et par les hallucinations de l'ouïe de la variété précédente, qui sont maintenant devenues également grossières; parfois, aberration du sens génésique. De ces trois phases, la première est expansive, parfois traversée d'accès congestifs. La deuxième est la phase sournoise, celle de la défiance, celle où il est le plus difficile de deviner les sentiments secrets du malade : elle présente les mêmes dangers que le délire des persécutions ordinaire. La troisième phase tient des deux précédentes : elle est un acheminement à la démence.

Il est une seconde forme de la mégalomanie plus commune, d'après les auteurs, que la précédente, et que nous appellerons *mégalomanie consécutive* ou *secondaire.* C'est celle qui a eu pour point de départ un autre délire. Elle succède généralement à une manie, une lypémanie, etc., quelquefois à l'érotomanie. Dans les deux premiers cas, le professeur Albers (de Bonn) signale cette particularité que la mégalomanie cède par intermittences la place à l'ancienne affection. « Elle montre ainsi, dit-il, à quelle espèce d'aliénation elle doit son existence ». Pour notre part, nous nous rappelons avoir observé un fait de ce genre (Voir Observation VIII). De quelle façon cette transformation se produit-elle? Voici l'opinion généralement acceptée. Prenons un lypémaniaque persécuté; c'est la variété la plus nombreuse, et par conséquent celle qui doit payer un plus large tribut à la mégalomanie :

Notre persécuté entend des voix qui le menacent; des gens qui causent entre eux dans la rue lui font l'effet de tramer des complots contre lui; la nuit, ce sont des bruits insolites, des rires étouffés, qu'il entend sous son lit, à sa porte; il sort, il cherche de tous côtés, il ne voit personne. Cela l'intrigue, l'inquiétude s'empare de lui, le voilà devenu soupçonneux, méfiant; si bien qu'un jour il trouve détestables ses aliments, impotable sa boisson, et que sourdement se glisse dans son cerveau la pensée que « *ces gens qui lui en veulent* » (c'est l'expression courante) veulent se débarrasser de lui par le poison. Mais pourquoi? Qu'a-t-il fait pour cela? Il fut toujours homme de bien et sa conscience n'a rien à lui reprocher..... Une seule explication le satisfait : il gêne ses persécuteurs. Mais s'il les gêne, eux, si puissants qu'ils peuvent le menacer à distance, eux, qui lui versent un poison impalpable, qui sont invisibles enfin, c'est qu'alors il est lui-même *quelqu'un,* il occupe un rang qu'il ignorait; s'il n'est pas mort, ou bien il est supérieur au reste des hommes, ou bien il a un protecteur quasi surnaturel; et dans ce cas encore, qu'est-il donc pour qu'on prenne la peine de s'occuper de lui? — De là une série de conceptions orgueilleuses que l'on devine facilement.

Ce serait, d'après M. Foville, le début le plus commun. Comme, en effet, cette variété de mégalomanie consécutive passe généralement pour ordinaire, que les exemples en abondent, nous ne citerons pas d'Observation à l'appui.

Par contre, nous en relaterons une où la manie puerpérale a été le facteur primordial du délire partiel chez une malade qui présentait encore cette particularité d'être née de père inconnu.

OBSERVATION VIII

(Personnelle.)

La nommée F..., femme B..., âgée de 30 ans, entre à l'Asile le 10 décembre 1880. Les seuls renseignements que nous puissions avoir sur elle se bornent aux deux certificats médicaux de vingt-quatre heures et de quinzaine. Ils la déclarent atteinte de manie puerpérale. Quelque temps se passe ; aucune amélioration ne se produit dans l'état de la malade, qui glisse, en quelque sorte, sur la pente de la manie chronique. Cette maladie était confirmée deux ans après son entrée. F... a-t-elle fait un raisonnement quelconque pour en arriver à la mégalomanie ? Nous en doutons fort ; il n'en est pas moins vrai qu'elle se dit aujourd'hui la fille d'un monsieur fort riche, chez qui elle a servi en qualité de domestique (nous avons déjà parlé de l'*illégitimité de sa naissance*). Les fils de ce monsieur sont ses demi-frères. Elle, qui est d'un caractère très orgueilleux, se dit princesse....., etc. F... tombe dans la démence : les idées extrinsèques à son délire sont parfois incohérentes ; enfin, sa tenue laisse à désirer. *Il survient chez cette malade des crises d'excitation maniaque qui durent plusieurs jours.*

L'érotomanie, qu'on pourrait qualifier « *délire amoureux platonique* », peut, parfois, non pas dégénérer en mégalomanie, mais être, pour ainsi dire, la première étape de cette affection. Cette dernière, suivant qu'elle est *pure* ou *complexe*, présente les caractères de ces variétés et, en outre, ceux de l'affection qui lui a donné naissance. Nous en connaissons deux cas que nous relaterons succinctement.

OBSERVATION IX

(Personnelle.)

Mᵐᵉ B..., femme G..., est la femme d'un cantonnier de la voie; elle a un fils de 16 ans, à qui l'instituteur du village vient donner des leçons à domicile.

Voir le jeune maître et s'en éprendre fut pour Mᵐᵉ S... l'affaire d'un moment. Cette affection était et ne fut jamais que purement spirituelle; mais elle revêtit une intensité telle, que la malade eut désormais son mari en horreur. Se crut-elle devinée par ses voisines, sa conscience lui faisait-elle des reproches? Il serait difficile d'éclaircir ce fait. Quoi qu'il en soit, elle offrit quelque temps après le spectacle le plus complet du délire des persécutions; cela suffit pour donner plus de charmes encore à l'objet de ses feux : elle souffrait pour lui. Elle l'entoura donc d'une sorte de vénération qui ne tarda point à faire éclore la mégalomanie; par un phénomène analogue à celui de l'Observation de Leuret, mais se passant ici hors du *moi*, elle se l'imagina plus beau, mieux fait, plus riche que nature, et en fit une sorte de potentat destiné à gouverner la France, en même temps que son époux idéal. Elle ne voulait répondre qu'à son nom à lui et refusait toujours de voir son mari. Son délire à elle suivant en même temps une marche ascendante parallèle, elle finit par se croire *présidente* de la République : l'instituteur gouvernait en son nom; car elle ne pouvait, disait-elle, se rapprocher de lui que lorsqu'elle en serait digne, c'est-à-dire quand elle saurait lire et écrire. — Cette dame, qui était entrée à l'Asile le 20 janvier 1883, en sortit le 29 décembre 1884 notablement améliorée.

OBSERVATION X

(Personnelle.)

Le second fait concerne un avocat, que sa femme avait quitté pour aller vivre à la campagne avec refus absolu de revoir son mari. Celui-ci, féru d'une

belle passion, se mit alors, « afin, disait-il, de montrer à Madame qu'elle dé-
daignait un homme remarquable », à faire des choses quasi extravagantes. Il
luttait de vitesse avec le train express, monté sur un cheval arabe de grand
prix; faisait mouler son buste en plâtre et sa tête en fourneau de pipe. Il
répandait ces deux objets à profusion.

Il avait une telle quantité de médailles provenant de Sociétés de sauve-
tage ou autres, qu'il ne savait plus où placer les nouvelles venues. Il se
faisait photographier ou peindre en toute espèce de positions ou de tenues,
et mangeait ainsi le plus clair de son avoir. Il avait, du reste, une excellente
mémoire, la causerie facile et lucide, et semblait au premier abord un homme
en tout semblable aux autres. Au fond, Me X... était un mégalomane, mais
sans hallucinations d'aucune sorte.

[Dans l'Observation IX, nous avions affaire à un type de la première variété
de mégalomanie complexe. Dans la dernière, nous rencontrons, au contraire,
une mégalomanie pure consécutive. Nous n'avons pas besoin d'insister sur la
rareté de cette espèce, la mégalomanie consécutive s'accompagnant presque
toujours d'hallucinations.]

Cependant, nous rencontrons dans la Thèse de M. Broc
(Montpellier, 1863) un cas de délire consécutif à un accès de
manie qui prend tous les caractères d'une mégalomanie pure,
par disparition des phénomènes primitifs; on pourrait la
nommer : *mégalomanie régressive.*

OBSERVATION XI

M. A.-J. V... est instituteur; il est né en 1816. Doué d'un amour-propre
excessif, V... se montre très fier des qualités qu'on se plaît à lui reconnaître.
Vers 1851, il quitte l'Université, et entre comme commis dans les bureaux
d'une Compagnie mercantile qui venait de s'établir. Il confie ses économies à
cette Société, et celle-ci ayant fait faillite, V... se trouve ruiné à plat. Il ne s'en
inquiète pas outre mesure : « Il est un homme parfait », dit-il, et sous ce

prétexte, trouvant que ses vêtements le gênent, il se déshabille à tout propos, quel que soit l'endroit où il se trouve; il est séquestré à l'asile de Pau, le 30 septembre 1852. Un certificat médical du 15 octobre 1852 le déclare « atteint de délire général avec idées religieuses dominantes. Ce malade, d'un » caractère vaniteux, prétend que sa vertu le préserve de tout malheur; qu'en » mettant sur sa poitrine les commandements de Dieu, il se procure des » jouissances ineffables. L'Éternel lui apparaît dans les nuits pour lui indiquer » la voie qu'il doit suivre..... Signé : Cazenave ». « *Les moments d'extase pro- longés, les idées désordonnées sur toutes choses....., les fausses appré- ciations, les hallucinations, tous ces signes d'aliénation mentale disparurent vers 1857, et la raison sembla revenir.* Ce n'était qu'une fausse guérison ; car, si V... *n'eut, dès lors, plus d'hallucinations*, s'il renonça à ses pratiques religieuses, il n'en restait pas moins *le jouet d'une idée orgueilleuse, qui ne fit que croître.* » Il était, prétendait-il, le « Directeur général de l'*Universel*, comptoir d'escompte de commissions de toute nature », et cela depuis 1851. M. V... n'eut donc plus qu'une idée, celle de propager la connaissance de son Comptoir imaginaire. « *Cette idée est aujourd'hui* (1862) *tout ce qui per- siste de déraisonnable chez M. V...* »

Telles sont les variétés que peut présenter la seconde forme de mégalomanie dite par nous *consécutive* ou *secondaire* (1).

Une question se pose naturellement : Dans tous les cas où elle a été engendrée secondairement, pouvons-nous encore regarder la mégalomanie comme une espèce mentale définie?

Sans nul doute..... — Elle s'est développée sur une autre affection, voilà tout. La néphrite scarlatineuse perd-elle ses caractères d'entité parce qu'elle est consécutive?...

Nous voici arrivé à la fin de notre tâche ; nous nous sommes efforcé d'être toujours aussi clair et aussi précis que possible,

_____

(1) Voir page 39 notre tableau synoptique des divisions de la mégalomanie

surtout dans l'exposé des considérations que nous pouvons regarder comme nôtres. Nous n'osons guère espérer d'avoir fait œuvre qui dure ; mais si la conviction, la bonne foi, l'absence de parti pris pouvaient suffire à consacrer une œuvre, nous serions certain du succès.

En résumé, de l'examen des faits et des apparences qu'ils présentent, nous croyons pouvoir tirer les conclusions suivantes :

CONCLUSIONS

1° La mégalomanie doit être considérée comme une entité morbide ;

2° Elle est primitive ou secondaire, simple ou compliquée d'autres conceptions délirantes ;

3° Elle paraît d'autant plus curable qu'elle se rapproche plus de l'état de simplicité ;

4° Les hallucinations de la mégalomanie complexe sont dues aux vésanies complémentaires ;

5° La cause de la mégalomanie paraît être, en certains cas, l'illégitimité des naissances ;

6° La terminaison la plus ordinaire est la démence.

DIVISIONS DE LA MÉGALOMANIE

MÉGALOMANIE			
Essentielle ou primitive	pure.	Délire des grandeurs sans hallucinations ni persécutions.	
Essentielle complexe.		1º Délire des persécutions seul avec hallucinations de l'ouïe ; 2º Même complication avec délire mystique transformant les hallucinations de la vue et de l'ouïe.	
Consécutive ou secondaire	pure.	Délire existant après une vésanie et n'en ayant point les hallucinations. *Mégal. régressive.*	excessivement rare.
Consécut. complexe.		Délire compliqué des troubles qui caractérisaient l'affection primitive : *forme type.* Causes immédiates : Manie et ses formes. Lypémanie et ses formes. Érotomanie, etc.	

www.ingramcontent.com/pod-product-compliance
Lightning Source LLC
Chambersburg PA
CBHW070750220326
41520CB00053B/3787